ANALYSE

DE

L'EAU FERRUGINEUSE

DE

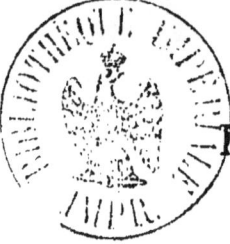

LABARTHE-DE-RIVIÈRE

PAR

M. E. FILHOL,

Directeur de l'Ecole de médecine de Toulouse, professeur de chimie à la Faculté
des sciences de cette ville, membre correspondant de l'Académie impériale
de médecine, chevalier de la Légion d'honneur.

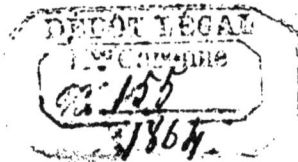

TOULOUSE

IMPRIMERIE DE A. CHAUVIN

RUE MIREPOIX, 3

—

1864

ANALYSE

DE

L'EAU FERRUGINEUSE

DE

LABARTHE-DE-RIVIÈRE.

Dans la commune de Labarthe-de-Rivière, située au pied des montagnes qui bordent à gauche le bassin que l'on parcourt en allant de Valentine à Bagnères-de-Luchon, se trouvent des eaux minérales peu fréquentées, mais connues depuis une époque fort reculée.

Ces eaux n'ont été l'objet d'aucune recherche chimique un peu complète, mais leur action thérapeutique est parfaitement établie et permet de les considérer comme pouvant rendre des services incontestables aux malades. A une petite distance de ces sources et dans le village même de Labarthe, existe une eau ferrugineuse dont la composition m'a paru assez intéressante pour m'engager à en faire une analyse complète. Cette source se trouve dans la cour de la maison d'habitation de l'un des propriétaires des anciennes eaux de Labarthe-de-Rivière. Elle sourd à une profondeur assez considérable au-dessous du sol et au fond d'un puits, d'où on extrait l'eau au moyen d'une pompe. Elle n'a été utilisée que par un petit nombre de malades, mais tout porte à penser qu'elle pourra l'être dans un grand nombre de cas lorsqu'elle sera mieux connue. On en jugera par l'ensemble des résultats que je vais exposer.

PROPRIÉTÉS PHYSIQUES ET ORGANOLEPTIQUES.

L'eau ferrugineuse de Labarthe est très-légèrement louche, elle est sans odeur ; sa saveur est astringente et pareille à celle des solutions de sels de fer. Sa température était de 9° centigrades au moment où je l'ai examinée. La température extérieure était de 12°.

ANALYSE CHIMIQUE.

L'eau de Labarthe possède une réaction légèrement alcaline. Un kilogramme d'eau sature 0 gr. 320 d'acide sulfurique (supposé anhydre).

Exposée à l'air, cette eau laisse déposer au bout de peu de temps un sédiment rougeâtre assez abondant, qui se dissout en produisant une vive effervescence lorsqu'on le traite par l'acide chlorhydrique.

L'azotate d'argent la trouble à peine ; le tannin et l'acide gallique ne la colorent qu'au bout d'un certain temps, mais ils finissent par lui communiquer une teinte noire assez intense.

Le cyanure jaune de potassium et de fer lui donne une teinte bleue très-légère, tandis que le cyanure rouge lui donne immédiatement une couleur bleue très-belle, et y produit au bout de peu de temps un précipité assez abondant.

Ces réactions indiquent clairement que l'eau de Labarthe contient un sel de protoxyde de fer.

Il était probable, d'après cela, qu'elle ne tiendrait pas d'oxygène libre en dissolution ; cependant le gaz que j'en ai retiré contenait un peu d'oxygène, mais il avait été dissous pendant le puisement de l'eau et son introduction dans le ballon dont je me suis servi pour extraire les substances gazeuses. Cette dernière opération a été exécutée avec toutes les précautions indiquées par M. Péligot. Un kilogramme d'eau a donné, après demi-heure d'ébullition, 68 centimètres cubes de gaz composé comme il suit :

Acide carbonique. . . . . 50 c. c.
Azote. 16
Oxygène. 2
_____
Total. . . . . 68 c. c.

Mais les bicarbonates n'étaient pas encore tous décomposés, aussi ai-je cru nécessaire de doser la totalité de l'acide carbonique en ayant recours à l'emploi du chlorure de baryum ammoniacal. Cette opération, dont je crois inutile de rapporter les détails, a été conduite à la manière ordinaire. Un kilogramme d'eau a donné ainsi 1 gr. 649 de carbonate de baryte, représentant 0 gr. 368 d'acide carbonique.

DÉTERMINATION DE LA TOTALITÉ DES SUBSTANCES FIXES.

Un kilogramme d'eau minérale a été évaporé à siccité à une douce chaleur, dans une capsule de platine tarée avec soin. Le résidu, séché à 120°, pesait 0 gr. 885. Ce résidu a été soumis à une calcination au rouge sombre, en vue de détruire la matière organique qu'il renfermait ; j'ai humecté la masse refroidie avec une dissolution de carbonate d'ammoniaque et je l'ai desséchée de nouveau. Son poids s'était réduit à 0 gr. 815.

DOSAGE DE LA SILICE.

Dix kilogrammes d'eau minérale ont été acidulés par de l'acide chlorhydrique très-pur ; on a fait évaporer le mélange à siccité pour rendre la silice insoluble ; la masse sèche a été reprise par de l'acide chlorhydrique étendu , et on a recueilli la matière , qui a refusé de se dissoudre sur un filtre où elle a été soumise à des lavages réitérés avec de l'eau distillée ; on l'a fait sécher ensuite , et on l'a calcinée au rouge sombre , après l'avoir détachée aussi bien que possible du filtre, qui a été lui-même incinéré à part sur le couvercle du creuset. Le poids de la silice ainsi obtenue s'élevait à 0 gr. 2160.

DOSAGE DE L'ACIDE SULFURIQUE.

L'acide sulfurique a été dosé à l'état de sulfate de baryte , suivant le procédé généralement adopté par les chimistes. Dix kilogrammes d'eau minérale ont produit 2 gr. 814 de sulfate de baryte, représentant 0 gr. 967 d'acide sulfurique.

RECHERCHE DE L'ACIDE PHOSPHORIQUE.

J'ai acidulé 10 kilogrammes d'eau minérale par de l'acide azotique pur , et j'ai fait évaporer le liquide à siccité. Le résidu a été épuisé par de l'acide azotique étendu et soumis à une filtration pour séparer la silice. J'ai versé alors un excès d'ammoniaque dans la solution, et j'ai obtenu un précipité contenant le fer et les phosphates. Après avoir fait subir à ce précipité des lavages convenables, je l'ai dissous dans une quantité aussi faible que possible d'acide azotique. J'ai fait passer dans la liqueur ainsi préparée un courant d'acide sul-

fhydrique pour ramener le fer au minimum d'oxydation ;
l'excès d'acide sulfhydrique a été éliminé ensuite au moyen
d'un courant d'acide carbonique ; enfin, dans la liqueur
ainsi préparée, j'ai versé une solution étendue d'azotate de
bismuth ; j'ai obtenu ainsi une trace de phosphate de bismuth. La quantité en était trop faible pour que j'aie pu la
déterminer avec précision.

DOSAGE DU FER.

La solution, au sein de laquelle s'était précipité le phosphate de bismuth, contenait le fer. Je l'ai dépouillée du bismuth qu'elle contenait au moyen d'un courant d'hydrogène
sulfuré ; j'ai filtré pour séparer le sulfure de bismuth et j'ai
fait bouillir la liqueur, afin de chasser jusqu'aux dernières
traces d'acide sulfhydrique ; j'y ai fait passer un courant de
chlore pour porter le fer au maximum d'oxydation ; j'ai éliminé l'excès de chlore par une ébullition peu prolongée ;
enfin, j'ai saturé le liquide avec un très-grand soin par l'ammoniaque, et j'y ai versé du succinate d'ammoniaque. Il
s'est produit un volumineux précipité de succinate de fer qui
a été recueilli sur un filtre, où il a subi des lavages multi-
pliés ; je l'ai fait sécher ensuite et je l'ai calciné pour le trans-
former en sesqui-oxyde de fer. J'ai obtenu ainsi 0 gr. 250 de
sesqui-oxyde.

DOSAGE DU MANGANÈSE.

En versant du sufhydrate d'ammoniaque dans la liqueur
séparée par filtration du succinate de fer, j'ai obtenu un
précipité couleur de chair ; je l'ai rassemblé sur un filtre ou
je l'ai lavé avec de l'eau chargée de sulfhydrate d'ammoniaque ; je l'ai traité ensuite à chaud par de l'eau régale. La so-

lution a été saturée par du carbonate de soude, et le précipité de carbonate de manganèse a été recueilli, lavé, séché
et calciné pendant un temps suffisant pour opérer sa trans-
formation en oxyde rouge de manganèse. Son poids était de
0 gr. 1270.

DOSAGE DU CHLORE.

Dix litres d'eau ont été réduits par évaporation à un litre.
Dans le liquide concentré, j'ai versé successivement un peu
d'acide azotique pur et un excès d'azotate d'argent ; il s'est
produit un précipité de chlorure d'argent qui a été lavé à
plusieurs reprises, puis séché et fondu. Il pesait 3 gr. 840,
et représentait 0 gr. 949 de chlore.

RECHERCHE DU BROME ET DE L'IODE.

J'ai fait dissoudre 10 grammes de bicarbonate de potasse
pur dans 10 kilogrammes d'eau minérale, et j'ai fait évaporer l'eau à siccité. La matière saline provenant de cette
opération a été réduite en poudre et épuisée par l'alcool
bouillant. Le soluté alcoolique ayant été lui-même évaporé à
siccité, j'ai calciné au rouge sombre le résidu qu'il a fourni,
et je l'ai traité ensuite par quelques gouttes d'eau distillée.
La liqueur ainsi obtenue a été divisée en deux moitiés ; j'ai
ajouté à la première successivement de la colle d'amidon et
de très-petites quantités d'acide azotique chargé d'acide hy-
poazotique ; j'ai obtenu ainsi une coloration rose tirant sur le
violet ; j'ai versé dans la deuxième moitié des quantités très-
faibles d'une solution d'hypochlorite de chaux marquant un
dixième de degré chlorométrique. Aucune trace de brome
libre n'a paru dans le mélange.

RECHERCHE DU FLUOR.

Après avoir acidulé 10 litres d'eau de Labarthe par de l'acide chlorhydrique bien pur, on a fait évaporer le mélange et chauffer avec soin le résidu pour rendre la silice insoluble. La masse sèche a été épuisée après son refroidissement par de l'eau contenant un peu d'acide chlorhydrique. La liqueur ainsi obtenue ayant été filtrée, on y a mêlé un excès d'ammoniaque. Il s'y est produit un léger précipité gélatineux, qu'on a rassemblé sur un filtre où il a été lavé à l'eau distillée à plusieurs reprises. Ce précipité a été ensuite introduit dans un creuset en platine, où l'on a mis un peu d'acide sulfurique pur, étendu de son volume d'eau. Le creuset a été recouvert avec une lame de quartz, dont l'une des faces était enduite d'un vernis de cire. Le vernis avait été enlevé sur quelques points au moyen d'une plume d'oie, de manière à mettre à nu le quartz. La face de la lame, qui ne communiquait pas avec l'intérieur du creuset, présentait sur son milieu une cavité qui a été remplie d'eau froide. On a fait chauffer doucement le creuset, afin que les vapeurs qui s'en dégageraient pussent agir sur les portions de la lame qui n'étaient pas protégées par la cire. On renouvelait de temps en temps l'eau froide contenue dans la cavité dont il a été question tout à l'heure. Au bout d'une heure, on a enlevé le vernis de cire et on a examiné la plaque avec attention. Cet examen n'a permis d'y découvrir aucun des traits qu'on y avait tracés, mais ces traits devenaient visibles lorsqu'on soufflait doucement avec la bouche sur la surface froide de la lame. Cette expérience démontre que l'eau de Labarthe renferme une trace de fluorures.

DOSAGE DE LA CHAUX.

Pour effectuer ce dosage, j'ai concentré 10 litres d'eau

de manière à les réduire à un litre. J'avais eu soin d'aciduler le liquide, afin d'empêcher la production d'un dépôt de carbonate de chaux, de magnésie, etc. Dans l'eau ainsi concentrée, j'ai versé du sel ammoniac et de l'ammoniaque ; j'ai filtré, pour séparer le précipité contenant l'oxyde de fer, les phosphates, etc., qui s'est produit, et j'ai ajouté à la liqueur filtrée un excès d'oxalate d'ammoniaque. Le précipité d'oxalate de chaux qui s'est produit a été recueilli, lavé, séché et transformé en carbonate, suivant le procédé ordinaire. Le poids du carbonate de chaux, ainsi obtenu, était de 2 gr. 2584.

DOSAGE DE LA MAGNÉSIE.

J'ai utilisé, pour le dosage de la magnésie, la liqueur privée de chaux provenant de l'opération précédente. J'y ai versé, dans ce but, de l'ammoniaque et du phosphate de soude. Il s'est manifesté sur-le-champ un précipité floconneux de phosphate ammoniaco-magnésien, qui a été rassemblé sur un filtre vingt-quatre heures après que le mélange avait été effectué. J'ai lavé ce précipité avec de l'eau ammoniacale : je l'ai desséché et calciné au rouge vif.

Le résidu de ces opérations consistait en pyrophosphate de magnésie ; il pesait 0 gr. 983, et représentait 0 gr. 360 de magnésie.

DOSAGE DES ALCALIS.

En épuisant par de l'eau distillée le résidu sec de l'évaporation de 10 litres d'eau, j'ai dissous les sels alcalins et les sels solubles de chaux et de magnésie qu'il renfermait. J'ai versé dans la solution ainsi obtenue de l'eau de baryte par petites portions, jusqu'à ce qu'il ne s'est plus produit de précipité. J'ai filtré la liqueur et j'ai éliminé, par l'addition du carbonate d'ammoniaque, l'excès de baryte qu'elle contenait. Le carbonate de baryte qui s'est produit a été séparé par filtration et lavé à l'eau distillée. J'ai filtré la solution, je l'ai fait évaporer à siccité après l'avoir acidulée par l'acide chlorhydrique pur, et j'ai fait chauffer le résidu au rouge naissant. Il pesait 1 gr. 905 et consistait en chlorures de potassium et de sodium. Le premier de ces sels a été séparé au moyen du chlorure de platine. J'ai obtenu ainsi :

Chlorure de potassium. . . .　0 gr. 355
　　—　　de sodium. . . . . .　1　　550

RECHERCHE DE LA LITHINE.

Je n'ai pas découvert la lithine dans l'eau de Labarthe, en ayant recours au procédé ordinaire ; mais une recherche effectuée au moyen du spectroscope m'a permis de voir manifestement la raie du lithium. Je n'ai pas pu constater l'existence du rubidium ni du cœsium, en examinant le précipité platinico-potassique provenant de l'opération précédente.

RECHERCHE DE L'ARSENIC.

Les opérations que j'ai exécutées en vue de découvrir dans l'eau de Labarthe de l'arsenic et du cuivre, ont donné des résultats négatifs, quoique j'aie opéré sur 25 litres. Peut-être une recherche qui porterait sur une quantité d'eau beaucoup plus considérable donnerait-elle des résultats positifs ; mais cette recherche serait d'un très-médiocre intérêt au point de vue thérapeutique.

En résumé, les résultats que je viens d'exposer établissent qu'un kilogramme d'eau de Labarthe contient :

Acide carbonique..	0 gr.	3680
— silicique.	0	0216
— sulfurique.	0	0967
— phosphorique.		traces
Chlore.	0	0949
Iode.		traces
Fluor.		id.
Potasse.	0	0225
Soude.	0	0825
Chaux.	0	2259
Magnésie.	0	0360
Sesqui-oxyde de fer. . . .	0	0250
Oxyde de manganèse. . . .	0	0127
Lithine.		traces
Matière organique.	0	0700
TOTAL.	1 gr.	0558

La facilité avec laquelle cette eau minérale se dépouille, par une ébullition prolongée, de la majeure partie de ses principes actifs, autorise à penser qu'ils s'y trouvent à l'état de carbonates.

Cette présomption devient une certitude quand on examine la nature du dépôt qui s'y forme, lorsqu'on la fait bouillir pendant quelque temps, en ayant soin de remplacer par de l'eau distillée la portion de liquide qui s'évapore. En effet, ce dépôt est formé presque en entier de carbonate de chaux, de carbonate de magnésie, d'oxyde de fer et d'oxyde de manganèse. Une partie de la chaux s'y trouve d'ailleurs probablement à l'état de sulfate, car ce sel s'en sépare directement lorsqu'on ajoute à l'eau son volume d'alcool, ou lorsqu'on la concentre.

La magnésie, faisant partie du précipité qui se produit par la simple exposition à l'air de l'eau minérale, doit y exister à l'état de bicarbonate ; mais une portion de cette base s'y trouve à l'état de sulfate, car on la retrouve dans les produits que l'eau distillée enlève au résidu de l'évaporation, et elle y existe dans une proportion supérieure à celle qui correspond à la solubilité du carbonate de magnésie.

Je n'hésite pas à considérer le chlore comme se trouvant dans l'eau de Labarthe à l'état de chlorure de sodium. Il est aisé, en effet, de retirer ce sel en nature de l'eau qui nous occupe, en laissant cristalliser les sels qu'elle retient encore quand elle a été ramenée par évaporation à un petit volume.

En définitive, la composition chimique de l'eau ferrugineuse de Labarthe-de-Rivière me paraît pouvoir être représentée comme il suit :

Eau, 1 kilogramme.

Bicarbonate de chaux. . . .	0 gr.	4460
— de magnésie. . .	0	0800
— de protoxyde de fer.	0	0500
— de protoxyde de manganèse. . .	0	0260
— de lithine. . . .		traces
Sulfate de chaux.	0	1270
— de magnésie.	0	0330
Phosphate de chaux.		traces
Silicate de potasse.	0	0440
Chlorure de sodium.	0	1550
Iodure de sodium.		traces
Fluorure de calcium.		id.
Matière organique.	0	0700
Acide carbonique libre. . . .	0	0030
TOTAL.	1 gr.	0340

L'expérience seule pourra établir quelles sont les propriétés thérapeutiques de l'eau de Labarthe-de-Rivière ; mais on peut affirmer dès à présent que, par sa composition chimique, cette eau mérite de prendre rang à côté des eaux minérales ferro-manganésiennes les plus remarquables, et qu'elle est digne sous tous les rapports d'appeler l'attention des médecins.

E. FILHOL.

Toulouse, le 20 décembre 1863.

Toulouse, imp. de A. CHAUVIN, rue Mirepoix, 3.

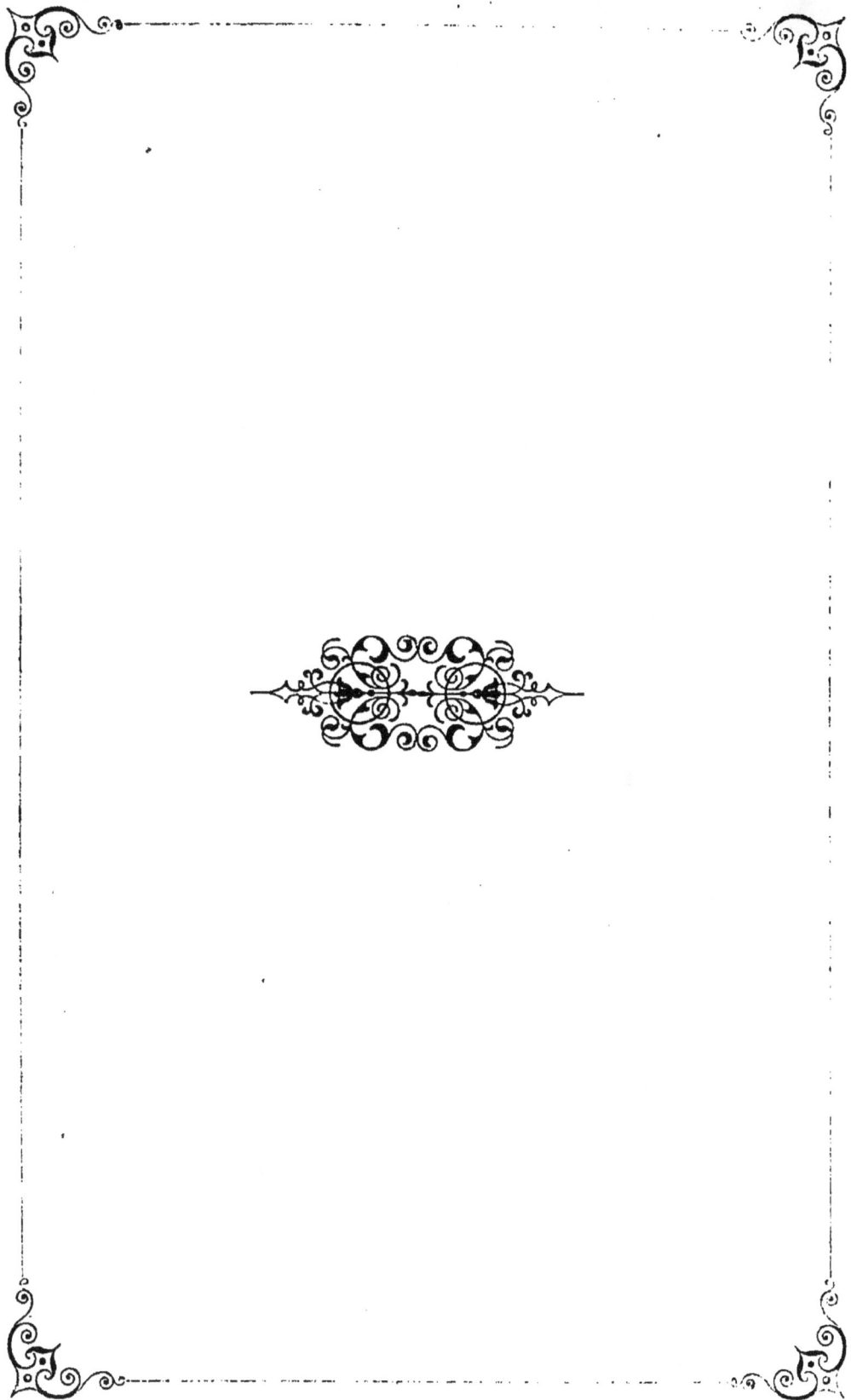

www.ingramcontent.com/pod-product-compliance
Lightning Source LLC
Chambersburg PA
CBHW050416210326
41520CB00020B/6631